UNE PAGE D'HISTOIRE

INÈS DE CASTRO

PAR

EMILE MAISON

ANNECY

IMPRIMERIE J. DÉPOLLIER ET Cie.

1885

INÈS DE CASTRO

UNE PAGE D'HISTOIRE

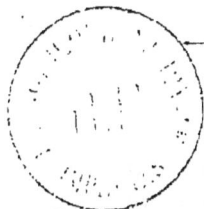

INÈS DE CASTRO

PAR

EMILE MAISON

ANNECY

IMPRIMERIE J. DÉPOLLIER ET Cⁱᵉ.

1885

De toutes les légendes d'amour écloses au déclin du moyen-âge, il n'en est pas de plus dramatique et à la fois de plus mélodieuse que celle d'Inès de Castro, dont un peintre français de grand talent, M. Layraud, s'est inspiré au Salon de 1882 ; et, ce qu'il y a de plus étonnant, c'est que cette légende est une page d'histoire, il est vrai peu ou mal connue en France, bien qu'elle ait été précieusement recueillie par M. Ferdinand Denis dans ses *Chroniques chevaleresques de l'Espagne et du Portugal.* Camoëns, dans les *Lusiades* ; Antonio Ferreira et Lope de Vega, dans des tragédies ; Boccace, dans un sonnet ; d'autres encore, cependant, parmi les poëtes illustres ou parmi les rimailleurs oubliés, ont célébré la chère mémoire de l'amante infortunée de dom Pedro de Portugal, plus connu sous le nom de Pierre le Justicier, et cela parce qu'il sut noblement venger la douce victime de son farouche et royal amour ; là-bas, cependant, sur les rives du Tage et du Mondego, sous le ciel bleu de la Lusitanie, comme à travers le pays de Léon et de Castille, le peuple redit

encore la romance (¹) où sont racontés les
malheurs de cette reine posthume, dont la
grâce non pareille eût fait pâlir la « neige
empourprée » sous les baisers de l'aurore.

D'où vient donc alors chez nous ce man-
que de dévotion à l'égard d'Inès, en tout si
méritante de la sympathie des âmes ten-
dres ? C'est, à mon sens du moins, parce
que notre littérature n'a pas su exploiter
le vaste champ ouvert de ce côté aux cher-
cheurs et aux poëtes. Aussi, quoique fort
en peine des suites de mon audace, ai-je
écrit ces pages où se trouve résumée l'histoire d'Inès de Castro, d'après les chroniqueurs portugais et d'après des notes per-
sonnelles recueillies sur les lieux mêmes
témoins de ses amours et de sa fin mor-
telle. Dans mon désir de ne laisser aucun
détail dans l'ombre, si je me fusse écouté,
ou plutôt si je n'eusse pris conseil que
de mon extrême dévotion pour Inès, un
gros in-folio eût peut-être remplacé cette
courte notice ; mais, dans combien de
temps ? — N'importe, ce m'est une conso-
lation de penser qu'à défaut d'autre ré-
compense, plus d'un sourire attristé de
femme, sœur nôtre par l'affinité du cœur,

(¹) Je suis obligé de féminiser ce mot, mas-
culin en castillan, où il a, du reste, un sens plus
étendu qu'en français. Il faut le prendre ici au
sens ancien de rhapsodie. Le *Romancero* n'est
qu'une suite de romances, c'est-à-dire de récits
versifiés.

viendra errer désormais autour du nimbe
glorieux d'où se détache la pâle figure
d'une amante mal endormie dans la paix
du cercueil.

Préciser la date, c'est-à-dire, le jour et
le lieu de la naissance d'Inès de Castro
serait difficile, aucun historien n'ayant pris
soin de s'en enquérir. On sait seulement
qu'elle était fille, mais de naissance illégitime, de don (¹) Fernando de Castro, cou-
sin du roi de Castille, et qu'elle eut son
berceau dans la Galice espagnole, au com-
mencement du xiv° siècle ; puis qu'elle fut
élevée à la petite cour de Peñafiel, gros
bourg fortifié du pays de Léon, où dom Pedro, fils d'Affonso IV, vint chercher en mariage l'infante doña Constanza (1340). Inès
suivit la royale épousée en qualité de « dame parente » ou dame d'honneur à la cour
de Portugal, où sa merveilleuse beauté lui
devait conquérir tant d'amour et un si
lamentable trépas. « Elle était douée, dit
la chronique, d'une grâce si parfaite, de
tant de noblesse et de bonne façon, qu'on

(¹) J'écris *dom* lorsqu'il s'agit d'un nom portugais et *don* pour désigner un seigneur castillan ;
de même *Affonso* pour *Alfonso*, afin d'éviter soit
des erreurs soit des redites Quant au joli nom
d'*Inès*, qui s'orthographie *Ignez* en portugais et *Iñez*
en castillan, j'ai cru devoir me conformer à
l'usage de tous les auteurs français. Mais on doit
prononcer *Ignès*.

l'avait surnommée: *Port de Héron.* » Détail
particulier, qui a son importance ici,
c'était une beauté blonde avec des yeux
bleus. Si nous n'avons de sa personne aucun portrait bien authentique, du moins
ne peut-il y avoir aucun doute quant à son
genre de beauté, dont témoignent tous les
papiers publics du temps, et aussi sa chevelure perdue seulement depuis l'invasion
française ou la guerre civile.

Comment s'eût-il pu faire que l'infant
n'en recherchât point la conquête, pour si
fidèle à la foi conjugale qu'il eût promis
d'être; et le moyen à une pauvre fille de se
défendre de son prince ? Ils s'aimèrent
donc bien vite, elle timidement, lui éper-
dument; et Inès devint mère. Cette passion
n'était un mystère pour personne, pas
même pour l'infante, qui se contentait de
gémir en son privé, n'osant point disputer
par des reproches le cœur de son époux à
sa suivante ; aussi bien, étant donné l'état
des mœurs semi-arabes de la péninsule
ibérique à cette époque, ne doit-on pas
s'étonner autrement de cette liaison en
partie double.

Toutefois, semble-t-il, l'épouse trahie
avait espéré un instant pouvoir conjurer les
suites d'une passion si funeste à son bon-
heur en faisant tenir un fruit de ses pro-
pres entrailles sur les fonts baptismaux
par Inès, dont elle ne s'expliquait que trop
le charme vainqueur, encore que celle-ci

méprisât toute vaine coquetterie. Le grand
amour du prince pour Inès ne s'en ac-
crut pas moins ; il ne vivait plus que par
elle, oubliant même volontiers le soin du
royaume qui lui devait échoir un jour pro-
chain. Cette passion, qui devait résister à
la mort même, cet ensorcellement farouche et délicieux de l'homme par la seule
puissance du subtil parfum de la femme
aimée, cette prise d'assaut de tout ce qui
est vous et ne s'en peut plus dégager, non,
en vérité, une telle passion n'est point
chose banale ni commune, quels que soient
l'époque et le milieu. Et, cependant, Inès
n'est pas Joconde, qui n'aime que soi : elle
ne cherche ni flammes ni larmes, la douce
et tendre fille du pays de Galice ; ce n'est
pas l'amante enfiévrée des nuits adultéri-
nes, mais la femme dont les lèvres retien-
nent le baiser par leur fraîcheur mati-
nale en exhalant une mystique prière.

En proie à une maladie de langueur,
l'infante mourut (1345) et dom Pedro eut
d'autres enfants d'Inès, qu'il épousa secrè-
tement (1354). Au dire de Fernand Lopez, le
Froissart portugais, c'est à Bragance que
l'évêque de Guarda unit ces deux amants
si bien faits l'un pour l'autre. Cette union
menaçait l'avenir des enfants légitimes du
prince, mêmement le crédit des grands du
royaume ; aussi fut-elle mal accueillie du
roi et des courtisans, qui songèrent alors
à reprocher à Inès sa naissance illégitime.

en même temps qu'ils prenaient ombrage
de l'influence dont ses parents jouissaient
à la cour ; puis on persuada au roi que la
favorite méditait de faire tuer les enfants
de la défunte princesse, afin de frayer le
trône à ceux qu'elle avait de l'infant royal.

Dom Affonso, très-courroucé en appre-
nant ces choses, manda par ambassade à
sa cour le roi de Navarre, qui avait une
sœur à marier du nom de Blanca, et celle-
ci ayant accompagné son frère à Lisbonne,
le mariage fut décidé entre les parents.
Dom Pedro, pour ne pas désobliger le roi
son père, fut rendre visite à l'infante venue du pays de Navarre, qui, rapporte la
chronique, « le reçut avec une tendre cour-
toisie » ; mais le prince lui ayant confessé
qu'il était marié à Inès, « l'infante permit
à ses yeux de pleurer, et le noble roi de
Navarre sentit avec excès le mépris qu'on
faisait de sa sœur ; il ordonna qu'on prît
les armes. » Voilà ce que l'on peut lire tout
au long dans l'*Histoire lamentable d'Inès
de Castro, surnommée le Port de Héron*,
sorte de rhapsodie ou romance espagnole
d'une saveur naïve sans égale. Il ne semble pas, néanmoins, que le roi Alphonse
ignorât le mariage clandestin de son fils,
ainsi qu'il est énoncé dans cette curieuse
pièce, ni non plus que son choix se fût
porté sur une infante de Navarre, mais
bien plutôt sur une infante de Léon, par
suite du voisinage des deux royaumes.

Qu'il me soit permis de placer ici une parenthèse à propos de la tragédie d'Antonio Ferreira, célèbre poëte de la moitié du xvi° siècle (¹). On y trouve le caractère chevaleresque de cette époque uni à la gravité des temps héroïques ; on dirait vraiment d'une émanation de Sophocle et d'Euripide, tant la simplicité de l'œuvre a quelque chose de l'harmonie grecque. Mais le poëte lusitanien a reculé devant les fortes situations que lui offrait l'amour de dom Pedro et d'Inès ; il a motivé le meurtre de celle-ci par des raisons politiques et religieuses, soucieux avant tout, semble-t-il, de conserver une certaine grandeur au caractère du roi Alphonse ; soucieux aussi de pénétrer le spectateur du ressentiment plus ou moins réfléchi dont la noblesse portugaise poursuivait alors, à deux siècles de distance, la maîtresse du prince.

Le moyen de s'expliquer un pareil ressentiment, lorsqu'on tient compte du mi-

---

(¹) Je dois aussi mentionner, à titre de curiosité bibliographique, la tragédie de Lamotte-Houdart, jouée à la Comédie-Française le 6 août 1723, pièce où il n'y a rien de vrai ni d'original, à l'exception de ce seul vers :

« Morte ou vivante, Inès tu seras couronnée ! »

qui a survécu. Elle eut cependant du succès, environ trente-deux représentations dans l'année (V. *Tablettes Dramatiques*, par le chevalier de Mouchy, Paris, 1763, in-8°). Elle resta au répertoire jusqu'à la fin du siècle ; on la donnait deux fois par semaine, le mercredi et le samedi.

lieu et de l'époque où vivent nos héros !
En ce temps-là, comme nous l'avons dit
plus haut, l'état des mœurs semi-arabes et
semi-gothiques du Portugal, ainsi que de
l'Espagne, autorisait bien des choses : un
mariage de plus ou de moins ne comptait
guères ; le pape lui-même se montrait
d'une tolérance toute paternelle en ces
sortes d'affaires domestiques. Au contraire,
ce qui nous frappe, ce qui nous émeut
dans le caractère de dom Pedro, c'est la
persistance et la loyauté de son amour,
c'est la tendresse infinie de ce parfait
chevalier pour son ancienne maîtresse,
devenue sa femme devant Dieu, et pour
laquelle, s'il le faut, il mettra le feu aux
quatre coins du royaume, sans réfléchir
un seul instant qu'il risque peut-être la
couronne. Ce sauvage enamouré, si cares-
sant, si recueilli dans l'adoration d'Inès
vivante, attendez qu'il apprenne comment
des misérables lui ont ravi le dernier sou-
pir de sa bien-aimée, alors vous l'enten-
drez rugir comme un fauve et promener sa
vengeance, rebelle à tout faux respect hu-
main ou royal, hurlant sa douleur et sa
colère avec le nom d'Inès, sourd à toute
miséricorde, justicier enfin, comme a le
droit de l'être celui dont toute la pitié de
cœur vient d'être arrachée par une forfai-
ture indigne du nom chrétien comme du
nom mahométan. — Devant toi, prince,
je me découvre ! ....

Un familier de la cour le vient avertir à Coïmbre qu'on en veut à la vie d'Inès, et il se hâte de la faire retirer au couvent de Santa-Clara, qui est lieu d'asile sacré, inviolable, ou réputé tel. C'était, en ce temps-là, une merveilleuse résidence située sur le bord du Mondego ; mais, par suite de l'invasion du sable, ce n'est plus, à présent, qu'une ruine mélancolique au milieu de la solitude. « Le parc de Versailles peut seul donner une idée des immenses jardins de l'ancien couvent de Santa-Clara. On y trouve autant et plus de statues ; mais les statues sont renversées, les plus beaux bassins servent d'auges à porcs, les vieux arbres sont abattus, et les pelouses ont fait place à des champs de maïs. » (¹)

Après avoir visité ces ruines solitaires, le voyageur va se recueillir sous les frais ombrages de la *Quinta das lagrimas*, ancienne résidence de dom Miguel Osorio de Castro, pair du royaume, devant laquelle coule le clair ruisseau dont le cours servait

---

(¹) *Itinéraire d'Espagne et de Portugal*, par M. Germond de Lavigne, qui a su utiliser dans cet ouvrage de nombreuses lettres, à lui confiées par le vicomte Emm. de Grouchy, dont le nom appartient à l'Université de Coïmbre, Nicolas de Grouchy, savant français, y ayant été appelé comme professeur par João III, en même temps que Jacques de Leyve, André de Gouvea et Guillaume de Guerente.

d'office postal entre Inès et son royal
amant. Ce ruisseau, c'était alors la fontaine des Amours ; il traversait le jardin
de dom Pedro, qui arrêtait au passage,
par une grille placée en travers, les doux
messages que lui envoyait son Inès, à de-
mi-prisonnière en ce lieu charmant, témoin de sa fin tragique.

Les vieux cèdres géants à l'ombre des-
quels la douce possédée d'amour venait
s'asseoir et distraire son ennui ; ces mêmes
cèdres majestueux ombragent toujours la
source limpide où se mirait son beau regard
rêveur et près de laquelle il devait s'étein-
dre. Le lit du ruisseau est semé de cailloux
à reflets rouges et de plantes aquatiques
dont les longs filaments semblent courir
à la surface ; ces pierres, c'est Inès qui les
a teintes de son sang vermeil ; ces longs
filaments, ce sont ses blonds cheveux qui
ont repoussé là. Ainsi, du moins, le veut
la légende, et point ne voudrais y repren-
dre, la piété populaire étant faite de ces
illusions naïves et de ces mirages trom-
peurs qui sont l'éternelle poésie des siècles disparus. De chaque côté de ce
reposoir verdoyant sont placés des bancs
de granit, et, sur une pierre dressée au
pied de l'un des cèdres, une main pieuse a
gravé ces vers du Camoëns :

As filhas do Mondego a morte escura
Longo tempo chorando, memoraram
E, por memoria eterna, em fonte pura

As lagrimas choradas trausfomaram.
O nome lhe pesuram, que inda dura,
Dos amores de Ignez que alli passaram.
Vede que fresca fonte rega as flores ;
Que lagrimas sam a agua, e o nome Amores.

« Les nymphes de Mondego, par une longue douleur, célébrèrent cette mort lugu-
bre, et ces larmes versées, pour éternel
souvenir, se transformèrent en une pure
fontaine. Le nom qu'elles lui donnèrent et
qu'elle porte encore, rappelle les amours
d'Inès, dont elle fut le témoin. Voyez
quelle fraiche fontaine arrose ces fleurs.
Ces eaux, ce sont ses larmes, et son nom
les Amours. » (¹)

Tout à l'heure, si le hasard de la plu-
-me nous y ramène, nous nous arrêterons
plus longtemps au bord de ce gentil ruisseau, qui semble murmurer une plainte
enamourée. Il me faut dire d'abord de
quelle manière ignominieuse fut abattu le
vol radieux de cette reine au col flexible,
de cette beauté sans seconde que la Mort a
faite plus belle encore en peuplant l'imagi-
nation des hommes du charme attendri de
son image.

Or donc, en l'année 1355, vers l'automne,
le roi Alphonse étant à la chasse à Monte-
mor-o-Velho avec quelques seigneurs de
sa cour, ceux-ci l'entraînèrent à Coïmbre

(¹) Ch. III — Stance 135 des *Lusiades*.

d'où, sans défiance, ce jour-là, venait de
s'éloigner dom Pedro pour courir de son
côté bois et monts, suivi de ses veneurs et
de ses meutes, laissant Inès à la garde des
nobles dames du couvent ; et là, le roi se
laissa convaincre par ses perfides conseil-
lers de la raison d'Etat qui dictait le meurtre barbare de la pauvre Inès, coupable
d'être aimée de son seigneur et maître ;
enfin de quoi, malgré ses pleurs maternels,
elle fut vilainement poignardée par ceux-
là mêmes qui avaient conseillé le crime.

« Quand doña Inès, rapporte la chronique, sut la venue du roi et les intentions
qu'il avait contre elle, transportée de la
douleur où elle était de ne pouvoir se sau-
ver par aucun moyen, elle vint le recevoir
à la porte, avec un visage de femme
qui voyait la mort présente ; elle amenait
avec elle les trois innocents princes ses
fils. Avec eux, elle demanda pardon et
miséricorde : le roi, voyant le spectacle
déplorable d'une femme si belle et si inno-
cente qu'embrassaient de si beaux enfants
qu'elle prenait pour bouclier et défense, le
roi s'en allait déjà et lui laissait la vie ;
mais quelques chevaliers, principalement
Alvaro Gonzalès (¹), Pedro Coelho et
Diego Lopez Pacheco, ne pensèrent pas
ainsi. Quand ils virent le roi partir, comme
ayant révoqué la sentence. ils le sup-

(¹) — Ou Alvora Gonzalvez.

plièrent de les envoyer tuer Inès. Quelques-
uns, entrant où elle était, dans un jardin
du couvent, la tuèrent cruellement comme
des bouchers. »

« Ainsi, dit la romance, tomba cette
« neige empourprée, cette lune qui s'éclip-
« sait, ce soleil tant voilé, cette lumière
« éteinte, cette étoile sans rayons, cette
« lumière sans flamme ; ainsi périt cette
« rose décolorée, cet œillet sans parfum,
« ce jasmin effeuillé, ce héron privé de
« son cou. Son vol s'était abattu ; sa
« renommée allait grandir. »

Les vieux chroniqueurs portugais et les
trouvères castillans ont laissé dans la tradition le récit pathétique de l'effrayant
désespoir de dom Pedro, à son retour de
la chasse et au su de la nouvelle. De con-
cert avec les frères d'Inès, ayant réuni
une troupe, il mit à feu et à sang les pro-
vinces portugaises, sommant le roi son
père de lui livrer les meurtriers. Alors,
pour l'apaiser, Affonso lui céda une partie
de l'autorité royale, après avoir banni les
complices du meurtre d'Inès ; puis, devenu
roi à la mort de son père (1357), dom
Pedro poursuivit sa vengeance avec une
implacable opiniâtreté. Ayant négocié une
alliance avec son neveu Pierre le Cruel,
roi de Castille, celui-ci se hâta de lui livrer deux des coupables, Pedro Coelho et
Alvaro Gonzalès, et Pierre le Justicier les

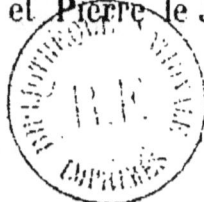

ayant fait amener à Santarem, se délecta
de leur supplice, tandis qu'un troisième
personnage du nom de Pacheco, jusqu'ici
suspect, ayant prouvé son innocence, fut
pardonné et rétabli dans ses biens.

Fernand Lopez raconte de la sorte les
tortures auxquelles furent livrés ces deux
scélérats : « Le roi, dit-il, eut grande joie
de leur venue, les fit mettre à la géhenne
et voulut leur faire confesser la part qu'ils
avaient prise au meurtre ; mais aucun
d'eux ne répondit à telles demandes, et
l'on rapporte qu'en sa colère il donna de
son fouet par le visage à Pedro Coelho, et
que celui-ci s'abandonnant contre ledit roi
en paroles vilaines et déshonnêtes, l'appela
traître, sans foi, parjure, bourreau et bou-
cher des hommes. Et dom Pedro, disant
qu'on lui apportât des oignons et du vinai-
gre pour accommoder ce lapin (¹) com-
mença à se moquer d'eux et ordonna qu'on
les fit mourir. La manière dont se passa
leur mort, dite tout au long, serait bien
étrange et bien cruelle à raconter ; à Pedro
Coelho, il fit tirer le cœur par la poitrine,
et à Alvaro Gonzalvez ce fut par les épaules.
Les paroles qu'il y eut en cette occasion,
le peu d'habitude qu'avait en cet office
l'exécuteur, tout cela serait bien doulou-
reux à entendre. Enfin dom Pedro ordonna
qu'ils fussent brûlés. Tout cela se pas-

(¹) Lapin, en portugais, se dit *coelho*.

sait devant le palais où il faisait sa de-
meure, de manière qu'en dînant, il avait
l'œil à ce qu'il faisait faire. »

Justice étant faite, dom Pedro fit exhu-
mer du couvent de Santa-Clara le cadavre
d'Inès, qui fut habillé des plus riches
étoffes et revêtu du manteau royal ; et
assis sur le trône, le front ceint de la couronne, le squelette d'Inès de Castro reçut
l'hommage des grands du royaume, obli-
gés de venir baiser la main décharnée de
cette reine posthume, sous la robe de
laquelle on sentait comme un vague
remuement de vers ; et, en baisant cette
main, les lèvres des plus braves blémis-
saient d'horreur et de dégoût. Présent à
cette cérémonie, debout dans sa cotte de
mailles, la dextre appuyée sur la croix de
son épée prête à frapper les lâches et ser-
viles courtisans qui s'étaient réjouis du
meurtre de sa douce maîtresse, tandis que
d'un geste tragique de la gauche leur
montrant le cadavre momifié d'Inès, il
semble leur crier : « Misérables, voici ce
que vous avez fait de votre reine ! » dom
Pedro nous apparaît comme le héros d'une
histoire fabuleuse ou d'un drame shakes-
pearien (¹). Mais aussi, que ne dut-il pas

(¹) C'est cet épisode que M. Layraud a repro-
duit avec son vigoureux talent ; il ne semble pas,
toutefois, que la critique française ait su distin-
guer les rares qualités de style du peintre, et

souffrir au plus profond du cœur, en contemplant ce cadavre ainsi exhumé avec le
souvenir de tant d'heures délicieuses pas-
sées aux pieds de la plus aimante et de la
plus aimée des femmes, de tant d'heures
d'oubli mais inoubliées ! Aucune scène,
dans aucun siècle, n'offre à un pareil degré
ce caractère de grandeur farouche, de passion sauvage et émouvante.

Peut-être, ai-je ouï dire ou ai-je lu
quelque part, « et c'est le plus vraisemblable », ne fit-on figurer dans la cérémonie du baise-main d'Inès de Castro
que son effigie en cire coloriée, ainsi que
c'était encore l'usage au xvie siècle dans la
Péninsule aux obsèques des princes et des
grands. Pourquoi, demanderai-je, serait-
ce le plus vraisemblable, alors que les
chroniques du temps sont pleines des plus
minutieux détails sur la pompe inouïe des
funérailles et font précisément mention de
cette circonstance du cadavre exposé au
préalable sur le trône pour que les courtisans lui viennent baiser la main ? Après
quoi, dom Pedre fut le premier à vouloir
qu'on rendît à la sépulture ce qui restait

d'interprétation rigoureusement fidèle du sujet.
La faute en est au moins autant à l'ignorance de
la critique en fait d'histoire qu'au parti pris de la
jeune École française, soucieuse avant tout du
« plein air, » pour me servir du terme consacré.
M'est avis, pourtant, que la grande peinture n'a
pas encore dit son dernier mot.

de la chère morte ; regrettant mieux encore
tout ce qu'il avait perdu.

Replacé dans un cercueil, sous un dais
magnifique, le corps d'Inès fut lentement
porté par les dignitaires de la cour, entre
une double haie de peuple, avec des tor-
ches allumées, depuis Coïmbre jusqu'au
monastère d'Alcobaça (¹); parcourant ainsi
à pied une distance de dix-sept lieues, le
roi seul à cheval derrière le cercueil et
pleurant ses dernières larmes d'homme.
Ce monastère, dont un récit merveilleux
encadre l'origine, a été fondé en 1148 par
le roi Affonso Henriquez, en reconnais-
sance de la victoire du Campo d'Ourique
qui assura la fondation de la monarchie
portugaise. En y appelant les religieux de
l'ordre de Citeaux, qu'il y installa en personne, le roi, selon le vœu qu'il avait fait
la veille de la bataille, les dota de toutes
les terres que l'œil pouvait embrasser ; il
les fit seigneurs de l'air et de l'eau, et
leur assura d'immenses droits féodaux,

(¹) La ville d'Alcobaça, jadis importante, est
située dans l'Estramadure, au confluent de l'Alco
et de la Baça. L'antique monastère représente
seul aujourd'hui cette importance. « Les cloîtres
y sont des villes, la sacristie une église et celle-ci
une basilique », a dit un écrivain portugais. L'Es-
curial, néanmoins, offre d'autres proportions ;
car, selon la remarque de Th. Gautier, il n'y a que
les Pyramides d'Égypte qui puissent lui être
comparées comme prodigieux amoncellement de
pierres.

dont ils jouirent en paix durant six siècles et plus.

Vinrent les guerres de la Péninsule, puis le retour de l'empereur dom Pedro du Brésil, et le couvent d'Alcobaça fut abandonné par les moines, après avoir été dépouillé de ses richesses. Dom Pedro (non pas celui d'Inès, mais l'antagoniste de dom Miguel) en retira pour lui seul trente chariots de numéraire. La tradition, autorisée par quelques trouvailles qui se font de temps en temps, affirme qu'il existe encore des cachettes recélant de nombreux trésors. Depuis le départ des moines, le monastère d'Alcobaça est devenu caserne, séminaire et théâtre tout ensemble, sous l'égide de la charte ; mêmement lieu de refuge pour les mendiants et les *fidalgos* (¹), heureux d'y cacher leur nom et leur misère.

A voir seulement la façade, on dirait d'un édifice du siècle dernier ; au milieu s'élève le grand pignon de l'église flanqué de deux tours et surmonté par une statue de la Vierge. L'intérieur de l'église, précédée d'une terrasse à laquelle on monte par quelques marches, est remarquable par la beauté et la simplicité de son style gothique. Les retables des autels sont ornés

(¹) Synonyme de *hidalgos*, mais plus exactement *fidalgos*, fils de quelque chose, par opposition aux gens de rien.

de statues de grandeur naturelle, en terre
cuite peinte et « d'une expression éton-
nante, » écrivait déjà M. de Grouchy.
Saint Bernard est représenté mourant,
entouré de ses moines. Le prince Licknowsky, dans ses *Recordaçoes*, a laissé une
description très-complète et très-savante
du couvent d'Alcobaça et de ses tombeaux,
parmi lesquels se trouve ceux d'Affonso,
frère du premier roi de Portugal, d'Affonso II, d'Affonso III et de leurs femmes.
Dans une chapelle du bas-côté de droite,
deux autres tombes royales sont là : celles
d'Inès de Castro et de dom Pedro.

Les deux célèbres amants ont été ense-
velis pieds contre pieds, « afin, dit la chronique, qu'en se relevant au jour du juge-
ment dernier, leur premier regard fût un
regard d'amour. » Rien n'est beau, délicat
et gracieux comme ce coffret de pierre qui
renferme le corps de la femme qui fut la
plus aimée au monde. « C'est de la pierre,
ajoute M. de Grouchy, mais plutôt encore
de la dentelle ; l'ivoire n'a jamais été fouillé
avec un pareil soin. » La statue d'Inès,
sculptée par les ordres et sous les yeux
mêmes de son amant, est revêtue d'une
robe à longs plis ; elle croise ses bras nus
sur sa poitrine et retient d'une main le
collier de perles qui entoure son cou ; les
traits, d'une beauté parfaite, respirent une
ineffable douceur. Elle porte sur la tête
une couronne royale, au-dessous de la-

quelle s'étale un petit baldaquin. Six anges sont agenouillés autour de la noble fille de Galice ; deux soutiennent sa belle tête ivoirine, les autres soulèvent le bas de sa robe ou bien agitent devant elle de riches encensoirs. La pierre sépulcrale est portée par six sphinx dont deux seulement ont la figure et la poitrine d'une femme. Tout autour de la frise, le blason du Portugal alterne avec celui de la maison de Castro. Le sarcophage du Justicier est porté par six lions. La belle figure du roi, encadrée par une longue barbe, garde encore cette expression de douceur et de noblesse que lui donnent tous les portraits ; un long manteau recouvre le corps ; la main droite saisit l'épée. Aux pieds du roi est couché un chien de chasse, peut-être le favori d'Inès.

Il me faut aborder maintenant un point délicat, celui qui a trait à la violation des sépultures royales, ou plutôt de celle d'Inès de Castro, spécialement visée au regard français. D'après le témoignage du prince Licknowsky, rapporté par M. Ferdinand Denis dans la *Biographie générale* de Firmin Didot, les premières traces de dommages faits au monument d'Inès de Castro remontéraient au XVIᵉ siècle, lorsque D. Sébastien fit ouvrir la plupart des tombes d'Alcobaça. « Il paraît (je cite textuellement M. F. Denis) que les ouvriers ren-

contrèrent alors une telle résistance, qu'on
ne put satisfaire la curiosité du jeune roi.
Les choses se passèrent à peu près de
même en 1704, lorsque l'empereur Char-
les VI, venu en Portugal sous le nom de
Carlos III, roi d'Espagne, eut la même fan-
taisie. Durant l'invasion française, en 1810.
le bruit se répandit malheureusement que
de grands trésors étaient renfermés dans
cette tombe. Cette fois, la sépulture fut
ouverte et la statue mutilée; la soldatesque lui brisa le nez. On dépouilla le
cadavre de sa belle chevelure blonde;
mais tout ne fut pas dérobé par les Français.

« Nous avons, — c'est toujours M. Ferdinand Denis qui parle, — nous avons entre
les mains une lettre du marquis de Rezenda
qui raconte comment la plus grande partie
de ces cheveux, ayant été apportés à Rio-
de-Janeiro, un coup de vent violent les
enleva au moment où ils étaient offerts à
Jean VI par le comte de Linharès, sans
qu'on pût les retrouver. Une petite mèche,
que nous avions vue jadis dans le cabinet
de Denon, est conservée aujourd'hui dans
un reliquaire de la collection du comte
Pourtalès. Si l'on s'en rapporte à une autre
lettre écrite d'Alcobaça le 20 août 1811
par J. Teixeira Duarte, qui assista, pour
ainsi dire, aux dévastations odieuses commises dans le couvent, ces cheveux étaient
à peu près tout ce qui restait d'une beauté

dont le souvenir est encore vivant dans la mémoire du peuple. Le squelette était complètement brisé *(o corpo estava todo despedaçado)*. Ce fut le 25 septembre, avant l'affaire de Bussaco, qu'eut lieu cette profanation. »

D'après cette version, tout le mal, ou du moins le plus gros, viendrait de la soldatesque française, puisque soldatesque il y a ; aussi bien, nos soldats ont-ils toujours eu bon dos, même lorsqu'ils avaient les Anglais pour alliés, en Chine, par exemple ; n'oublions pas, du reste, que les Anglais sont aussi passés par Alcobaça. Il n'est cependant rien moins qu'établi que cet acte de vandalisme soit uniquement du fait des nôtres, si tant est qu'ils y soient pour quelque chose ; au contraire, ma croyance intime est que la dévastation des tombes royales d'Alcobaça a eu lieu bien plus tard, c'est-à-dire pendant la guerre civile suscitée par dom Miguel, jaloux de conquérir un trône. Comment s'expliquerait-on d'ailleurs, que les restes d'Inès et ceux du Justicier fussent demeurés l'espace de vingt-cinq ans dispersés sur les dalles de l'église ? car, c'est en 1835, presque au lendemain de cette même guerre civile, que les mains pieuses d'un voyageur français, le baron Taylor, les replaça dans le sarcophage où ils reposent maintenant, et la chapelle est aujourd'hui fermée par une grille et à l'abri du vandalisme. Il existait, paraît-il, dans le tombeau d'Inès une couronne d'or et des bagues ; dans celui de don Pedro, une épée ; ces précieuses reliques ont depuis longtemps disparu.

Une simple remarque en passant, à propos de ce membre de phrase : « on dépouilla le cadavre de sa belle chevelure. » Et que devient cette chevelure déjà légendaire ? — Elle s'en va à la cour du Brésil, où un coup de vent la disperse. — Mais, par suite de quelles circonstances cette chevelure d'Inès, dérobée par les Français, est-elle passée en des mains portugaises ? — On ne nous le dit pas. M. Teixeira Duarte, qui est censé avoir assisté aux dévastations commises dans le couvent d'Alcobaça par la soldatesque française, ne précise rien, sinon que le squelette d'Inès était littéralement *despedaçado* (en morceaux) ; ce qui s'explique, du reste, le corps n'ayant pas été embaumé. Jusque là, aucune mention de la dépouille de dom Pedro ; et voici qu'après la guerre civile, nous retrouvons les ossements du couple royal éparpillés sur les dalles, pêle-mêle aux pieds de leurs statues, elles aussi mutilées. Non, je ne puis admettre que les restes périssables d'Inès de Castro aient été exposés pendant un quart de siècle à toutes les injures du temps et des hommes, sans éveiller la pitié portugaise ; aussi me convient-il mieux d'admettre la version contraire, celle qui reporte aux troubles dynastiques la violation des sépultures d'Alcobaça.

Misère de nous! Ainsi donc, il n'est pas jusques aux martyrs qui ne soient troublés dans la paix du tombeau! Ceux-là mêmes qui ont laissé derrière eux l'exemple du plus rare amour, encadré d'une légende glorieuse entre toutes, ceux-là mêmes ne peuvent empêcher leurs cendres refroidies d'être profanées! Pourvu, du moins, pauvres morts mal endormis, que vous ne ressentiez pas un trop grand deuil de la vilenie des vivants? Nul doute, cependant, que si l'ombre inconsolée de Pierre le Justicier pouvait revenir sur la terre de Portugal, sa vengeance ne fut terrible comme la première, en contemplant cette profanation impie.... Hélas! c'est parce que les vivants n'ont plus le respect des anciens et des vieilles croyances, que nos morts à nous s'en vont si tristes. Autre, n'est-ce pas, ô amant d'Inès, autre était l'état de ton esprit quand tu sentis approcher ton heure dernière; car cette heure t'apportait sur ses ailes la promesse d'une nouvelle vie, toute rayonnante encore de l'amour d'Inès.

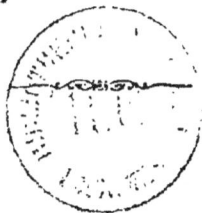